PROJET D'ORGANISATION

D'UN SERVICE D'INFORMATIONS

CONCERNANT LES MALADIES ÉPIDÉMIQUES

DANS L'ARRONDISSEMENT DE NANCY [1]

Information par les instituteurs et par les maires.

Les maladies contagieuses qui sévissent épidémiquement dans les villes et les villages, en se montrant parfois d'une gravité inquiétante, préoccupent à juste titre administrateurs et médecins et leur imposent le devoir d'en arrêter autant que possible l'extension et d'en prévenir le retour.

Les mesures sanitaires destinées à obtenir semblable résultat ne peuvent être prises avec une efficacité réelle que si l'épidémie est signalée dès son début, aussi l'organisation d'un service d'informations, fonctionnant régulièrement et rapidement, est-il le premier pas à faire dans cette voie.

Ce service peut être facilement assuré, ainsi que l'a proposé M. J. Bertillon [2], par le personnel de l'enseignement primaire mis dans ce but à la disposition du ministre de l'intérieur par son collègue de l'instruction publique [3]. Les directeurs et directrices des écoles publiques, en concourant à la préservation de la santé générale, contribueront à améliorer l'état sanitaire de leurs écoles ; cet état « offre d'ailleurs, dit M. Bertillon, un intérêt tout à fait

---

1. Communication faite au conseil central d'hygiène publique dans sa séance du 7 février 1891.

2. BERTILLON, *Rapport sur l'information et la statistique des cas d'épidémie.* (Comité consultatif d'hygiène publique de France, séance du 17 juin 1889.)

3. Circulaire du Ministre de l'instruction publique et des beaux-arts du 25 juillet 1889 aux préfets et circulaire du Ministre de l'intérieur du 7 décembre 1889 aux préfets.

PARISOT.   1

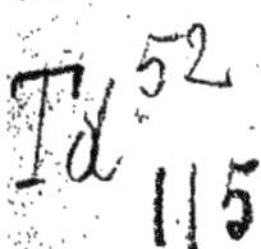

exceptionnel, puisque les maladies épidémiques sont pour la plupart des maladies de l'enfance. Il est particulièrement important dans un pays où l'instruction est obligatoire, car si l'on ne conçoit guère qu'un père de famille refuse systématiquement pour son enfant les bienfaits de l'instruction, on comprend à la rigueur qu'il refuse de l'envoyer dans une école dont l'état sanitaire ne serait pas surveillé, et qu'il préfère le voir ignorant que malade ou mort. Heureusement il n'en est pas ainsi. Les instituteurs savent toujours s'ils ont des élèves malades. La loi du 28 mars 1882 les oblige, par son article 10, à noter matin et soir sur un registre spécial, appelé *registre d'appel*, les élèves présents et les élèves absents, et à s'informer des causes de l'absence. Cette prescription, faite dans un but purement pédagogique, a un intérêt sanitaire de premier ordre, puisqu'elle avertit l'instituteur du danger que peuvent courir ses élèves du fait d'un de leurs camarades. » Les instituteurs sont mieux placés que les médecins eux-mêmes pour donner les renseignements, car il est trop souvent d'usage à la campagne de n'appeler le médecin que dans les cas graves ; quant au diagnostic de la coqueluche, de la scarlatine, ou des oreillons par exemple, il est à la portée de tout le monde et ne saurait les embarrasser.

Mais si les directeurs et directrices d'écoles peuvent fournir de rapides et précieux avertissements sur l'éclosion des maladies scolaires, ils sont moins en situation de dénoncer les cas de fièvre typhoïde, dysenterie, choléra, etc. ; aussi l'information par les instituteurs a-t-elle à mes yeux pour *complément nécessaire* l'information par les maires. Une épidémie vient-elle à sévir sur la population extrascolaire d'une commune, il importe que le maire en avertisse immédiatement l'autorité préfectorale ; mais là ne se borne pas, selon moi, sa mission : il doit en tout temps signaler, dans le plus bref délai, le décès causé dans sa commune par une affection contagieuse quelconque.

Cette dernière mesure offre de multiples avantages : elle permet d'exercer un contrôle sur la déclaration des maladies de l'enfance au cas où l'une d'elles se termine par la mort sans avoir été signalée préalablement par l'instituteur, elle renseigne sur la gravité et parfois la durée ou les recrudescences de l'épidémie dénoncée à son début, enfin elle donne une idée générale des affections contagieuses qui frappent la population d'un arrondissement sans distinction d'âge.

Ainsi comprise, l'enquête en matière d'épidémie a pour base *l'information sommaire par les instituteurs et par les maires*, et toutes les considérations dans lesquelles je viens d'entrer peuvent se résumer dans les deux propositions suivantes qui spécifient et délimitent les attributions de chacun d'eux.

I.

Les directeurs et directrices d'écoles publiques de l'arrondissement de Nancy doivent signaler à M. le préfet de Meurthe-et-Moselle, dès leur apparition et dans le plus bref délai, les maladies contagieuses qui sévissent sur leurs élèves en indiquant le nombre des enfants atteints. Ces maladies sont notamment les suivantes :

Choléra asiatique. — Coqueluche. — Diarrhée épidémique (cholérine ou dysenterie). — Diphtérie (croup ou angine diphtéritique). — Fièvre typhoïde ou muqueuse. — Oreillons. — Rougeole. — Scarlatine. — Suette. — Variole ou petite vérole.

Nota. — Si à la connaissance des instituteurs et institutrices des maladies analogues règnent en même temps sur les autres habitants de la commune, mention devra en être faite sur le bulletin d'avertissement.

II.

Les maires des différentes communes de l'arrondissement de Nancy doivent signaler, dans le plus bref délai, à M. le préfet de Meurthe-et-Moselle tout décès causé par une maladie contagieuse telle que : Choléra asiatique. — Coqueluche. — Diarrhée épidémique (cholérine ou dysenterie épidémique). — Diphtérie (croup ou angine diphtéritique). — Érysipèle. — Fièvre ou péritonite puerpérale. — Fièvre typhoïde ou muqueuse. — Grippe ou Influenza. — Oreillon. — Rougeole [1]. — Scarlatine [2]. — Suette. — Typhus. — Variole ou petite vérole.

Nota. — Les maires signaleront également toute épidémie qui, *en dehors* de la population scolaire, sévirait sur les habitants de leur commune.

1. Tout décès par bronchite capillaire ou broncho-pneumonie consécutive à une rougeole sera signalé comme rougeole.

2. Tout décès par albuminurie consécutive à la scarlatine sera signalé comme scarlatine.

CRÉATION

D'UN

SERVICE DÉPARTEMENTAL

DE DÉSINFECTION

EN MEURTHE-ET-MOSELLE[1]

L'application rigoureuse de la désinfection dans la prophylaxie des maladies microbiennes est aujourd'hui réclamée par les hygiénistes de tous les pays; son utilité n'est plus à démontrer; aussi, Messieurs, n'ai-je pas le projet d'insister devant vous sur cette question de principe, mais sur l'utilité de *créer un service départemental de désinfection en Meurthe-et-Moselle*.

Si les grandes villes, Nancy est de ce nombre, possèdent les moyens de pratiquer cette désinfection rigoureuse, à vrai dire scientifique, il n'en est malheureusement pas ainsi des campagnes. Actuellement les seuls moyens que l'on puisse mettre en œuvre dans les villages, mes fonctions de médecin des épidémies m'ont permis de le constater, sont les fumigations sulfureuses pour l'assainissement des locaux et l'ébullition pour la désinfection des linges et de quelques vêtements.

Les vapeurs sulfureuses constituent, aux yeux des médecins russes et allemands, un moyen illusoire; en France on est moins affirmatif, on se contente de dire que la combustion du soufre donne des résultats parfois incertains. Autre inconvénient prati-

1. Communication faite au Conseil central d'hygiène le 1ᵉʳ août 1891.

— 5 —

que : le paysan qui ne possède pour se loger lui et sa famille qu'un local restreint, ne se voit pas sans regret privé d'une chambre pendant les 48 heures nécessaires à la fumigation et à l'aération consécutive.

Quant à l'ébullition prolongée, elle n'est pas applicable sans dommage à tous les vêtements ou objets de literie et n'offre pas des garanties absolues de stérilisation : certaines spores des bactéries présentent en effet une telle résistance que plusieurs heures d'ébullition ne triomphent pas toujours de leur vitalité.

Si l'emploi de l'acide sulfureux et de l'eau bouillante se recommande par sa simplicité et son prix peu élevé, il n'est donc pas exempt, d'après ce que vous venez d'entendre, de reproches sérieux.

Une bonne désinfection, basée sur les conquêtes récentes de la bactériologie, est et restera impraticable dans les campagnes jusqu'au jour où les communes rurales auront à leur disposition les étuves et les pulvérisateurs que possèdent les grands centres ; leur acquisition malheureusement est coûteuse, mais si elle ne peut être faite par chaque village isolément, elle s'impose à un département.

Grâce aux étuves on peut utiliser les propriétés microbicides de la vapeur d'eau qui à 110°-115°, agissant pendant 15 à 20 minutes, tue tous les micro-organismes. « Elle assure, dit M. Straus[1], une désinfection radicale et certaine, et, en pareille matière, la certitude absolue est une chose inappréciable. Son action est non seulement sûre, mais rapide, avantage précieux surtout en temps d'épidémie ; du reste, une économie de temps équivaut à une économie d'argent. » L'étuve qu'il importe de choisir doit être mobile et facilement transportable à l'aide de chevaux dans les différentes communes rurales. Si ce procédé de désinfection est le plus sûr, c'est aussi, d'après MM. Brouardel et Thoinot[2], le plus pratique.

Il ne s'agit pas seulement de désinfecter la literie, les linges, les vêtements, etc., dans une étuve, mais il faut aussi tuer les microbes pathogènes qui recouvrent les murs et les meubles du logement contaminé ; ce second acte d'assainissement est obtenu à

1. I. STRAUS, *De la Stérilisation et de la désinfection par la chaleur.* (*Arch. de méd. exp.*, mars 1890.)

2. BROUARDEL et THOINOT (Comité consultatif d'hygiène publique de France, séance du 5 sept. 1887).

l'aide d'un pulvérisateur qui projette en gouttelettes très fines un liquide antiseptique tel qu'une solution de sublimé à 1 p. 1000. Guttmann et Merke ont fait à ce propos quelques expériences instructives ; cette solution de sublimé est très active : elle détruit, par exemple, en 9 minutes des spores charbonneuses, et elle a cet autre avantage de ne pas détériorer les papiers de tenture, sauf ceux de qualité très inférieure dont les couleurs se dissolvent en partie.

Il me reste maintenant à aborder un dernier point, celui du personnel préposé à la désinfection. Pour diriger l'étuve et faire fonctionner le pulvérisateur, un seul homme suffit, à la condition qu'il ait été familiarisé avec le maniement de ces appareils ; un ou deux aides lui sont nécessaires, et il les trouvera facilement parmi les manœuvres de la localité où il se transportera.

Établi dans les conditions que je viens d'indiquer, un service de désinfection pourrait fonctionner régulièrement en Meurthe-et-Moselle au grand avantage de la santé publique, car on posséderait alors des armes suffisantes pour lutter contre les maladies contagieuses.

Empêcher la diffusion des épidémies dans un canton ou un arrondissement c'est, pour toute administration départementale, faire œuvre utile assurément, mais lorsqu'il s'agit d'un département frontière comme le nôtre, arrêter les maladies qui peuvent nous venir de l'étranger, c'est faire mieux encore en protégeant la santé nationale.

Arrivé à la fin de ces considérations médicales déjà trop longues, je conclus en demandant pour le département de Meurthe-et-Moselle :

1° L'acquisition :

a) D'une étuve locomobile à désinfection par la vapeur sous pression pour la literie et les vêtements ;

b) De désinfecteurs par pulvérisation pour les meubles et les parois des appartements ;

2° La désignation d'un employé qui, en dehors de ses fonctions habituelles, serait affecté au service de cette désinfection.

ENLÈVEMENT

ET UTILISATION

DES BOUES ET IMMONDICES

DE LA VILLE DE NANCY[1]

L'enlèvement et l'utilisation des boues et ordures ménagères de Nancy est une question qui intéresse non seulement l'hygiène de notre ville, mais encore celle des communes rurales avoisinantes ; à ce double titre, elle est du ressort du Conseil départemental d'hygiène et de salubrité.

Je me propose d'étudier rapidement devant vous, Messieurs, la manière dont on procède actuellement à Nancy, en mettant en relief pour chacune des phases de cette opération les détails qui sollicitent d'une façon plus spéciale l'attention de l'hygiéniste.

Les habitants font déposer chaque matin les ordures ménagères devant leur maison sur la voie publique et, en même temps, procéder au balayage du trottoir et de la moitié de la rue qui est contiguë à leur demeure. Cette accumulation de détritus de composition complexe constitue ce qu'on appelle le tas qu'enlève dans la matinée un tombereau pour le porter au dehors de la ville ; cet enlèvement est effectué par les soins d'un entrepreneur auquel la municipalité verse annuellement une somme de 47,000 fr. Les tombereaux, au nombre de trois par section, sont mis simultanément en service, du 1er avril au 1er octobre, à 7 heures 15 mi-

1. Communication faite au Conseil central d'hygiène le 7 mars 1891.

nutes du matin et, du 1er octobre au 1er avril, à 8 heures 15 minutes ; l'enlèvement des ordures ménagères doit être terminé pendant le premier semestre à 11 heures et pendant le second à midi dans l'intérieur de la ville et deux heures après dans les faubourgs.

A des époques indéterminées, il est fait, par les soins du service de la voirie, un balayage général destiné à faire disparaître de nos rues l'excès de poussière ou de boue que l'on va déposer, à tort, suivant moi, dans des terrains vagues dont le sol est en contre-bas des rues ou avenues de la ville. Reprenons l'une après l'autre chacune de ces opérations et voyons si elles sont pratiquées suivant les lois d'une hygiène rigoureuse.

Les ordures ménagères renferment, outre les déchets de cuisine, les épluchures de légumes, les os, les cendres, les débris de vaisselle, etc., le produit du balayage des appartements ainsi que nombre de chiffons de toute nature.

Si les matières organiques et végétales dont la putréfaction commence peuvent être insalubres, il me semble que les balayures des maisons offrent parfois un danger plus grand encore. Elles recèlent, en effet, des microbes en notable quantité ; Miquel, dans un appartement de la rue de Rennes, à Paris, a vu qu'un gramme de poussière contenait 1,300,000 germes et, dans une chambre de la rue Monge, 2,100,000. Tous ces germes, heureusement, ne sont pas pathogènes; mais, dans les maisons où il existe des cas de variole, scarlatine ou diphtérie, on admettra facilement que les balayures d'appartement renferment les microbes de ces diverses maladies. Jetés sur la voie publique avec les poussières, le vent les transporte dans un certain rayon ; l'ouvrier qui charge avec sa pelle le tas dans le tombereau disperse de nouveau poussières et germes que le balayage de la rue va soulever à son tour. Klebs, cité par Arloing dans un livre récent sur les virus, a remarqué, au cours d'une épidémie de diphtérie à Zurich, que de nouveaux cas de cette terrible affection se produisaient après le balayage général et de préférence le long du chemin suivi par les charrettes à immondices. Je n'ignore pas que la dessiccation, l'action de l'oxygène et des rayons solaires détruisent les microbes ou atténuent leur virulence, mais cette heureuse influence nécessite, pour s'exercer, quelques heures ou même quelques jours et n'atteint les spores qu'après un temps beaucoup plus long.

Sur le tas, on trouve également des morceaux d'étoffe, de toile, de ouate, de coton, parfois tachés de produits pathologiques très virulents. Par la pluie, ces poussières, ces germes, ces liquides pathogènes sont entraînés dans le ruisseau ou pénètrent dans le sol pour peu que la rue ne soit pas pavée, cas le plus ordinaire dans les quartiers excentriques de la ville, habités par des ménages ouvriers. L'eau qui coule le long du trottoir charrie une bonne part des immondices du tas qu'ont disséminées les chiffonniers, et ainsi se fait une véritable macération riche en microbes pathogènes ; c'est là une insalubrité manifeste que les habitants viennent aggraver en arrosant, les jours d'été, trottoir et chaussée avec cette eau qu'on leur a donnée pure et que le tas a rendue infecte. Ce danger n'est pas chimérique, car, dans l'eau, plusieurs microbes conservent leur virulence durant un certain temps : le microbe de la fièvre typhoïde pendant deux mois environ, de la suppuration pendant vingt jours, de la tuberculose pendant dix jours et du choléra pendant quatre jours.

Pour éviter la contamination du sol, des eaux et de l'air, le moyen qui s'impose est celui qu'on a mis en vigueur à Paris depuis quelques années et qui consiste dans l'usage de récipients à ordures. Un arrêté du 24 novembre 1883, trop long pour être reproduit ici, réglemente cette première opération de l'enlèvement des immondices. Contre cette mesure sanitaire, les chiffonniers ont fait entendre des protestations ; je n'ai pu me procurer le nombre exact des chiffonniers de Nancy, étant donné que beaucoup d'entre eux ne font ce métier que par occasion ; leur gain, dans tous les cas, est minime et ne s'élève pas en moyenne à plus de 0 fr. 80 c. par jour. Mais l'usage du récipient ne pourrait nullement, m'a-t-on dit, les empêcher de trier leur butin ; quant à l'industrie chiffonnière, elle n'aurait pas à en souffrir, car, renseignements pris, elle attache peu de valeur à ces chiffons du tas, la plupart de qualité inférieure. D'ailleurs, ce que les chiffonniers n'auront pu prendre dans la caisse, ils auront toujours le loisir d'aller le chercher à l'endroit où sont déposées les boues de ville. Cette objection levée, il me semble qu'à Nancy la réglementation parisienne devrait être adoptée dans ses grandes lignes.

Le balayage quotidien des rues et trottoirs, ainsi que le propose M. Bichat, serait, au grand profit de l'hygiène publique, effectué par les soins de l'administration municipale qui percevrait sur chaque propriétaire une faible redevance. A Paris, les immeubles sont divisés en sept catégories payant des taxes variant de 0 fr. 10 c. à 0 fr. 70 c. par mètre pour frais de balayage et d'enlèvement des résidus urbains (Arnould).

Les tombereaux qui transportent les gadoues, c'est-à-dire ce mélange de balayures et d'ordures ménagères, sont souvent mal joints et toujours d'un aspect sordide. Ils seraient remplacés avec avantage par les voitures basses, bien étanches, que l'on emploie à Londres ; elles sont d'un cube de $1^m,35$ et se vident facilement en basculant, ce qui supprime une manipulation dangereuse. Les voitures devraient être plus nombreuses et l'administration pourrait obliger l'entrepreneur à terminer, comme à Paris, son service, en deux heures au lieu de quatre.

Les gadoues sont transportées dans les environs de Nancy et, là, sont ou répandues immédiatement dans les champs (gadoues vertes) ou plus fréquemment mises en dépôt, mélangées quelquefois avec du fumier ou arrosées avec du purin (gadoues faites ou gadoues noires). Ces dépôts sont situés trop souvent à une faible distance des habitations ; il s'y fait des fermentations qui donnent naissance à des produits dont l'odeur se reconnaît de loin et, dans la saison sèche, par suite des manipulations de l'engrais, le vent porte dans les logements des poussières suspectes (Arnould) ; les puits du voisinage peuvent être aussi contaminés par des infiltrations ; en un mot, au point de vue microbiologique, ces amas résiduaires sont dangereux (Drouineau), et c'est à juste titre qu'ils figurent parmi les établissements insalubres de première classe.

Dans le département de la Seine, le préfet de police a pris deux arrêtés (9 novembre 1839 et 25 décembre 1881) qui obligent les cultivateurs à mettre ces dépôts à plus de 100 mètres des routes et de 200 mètres des habitations ; semblables dispositions seraient utilement mises en usage dans les environs de Nancy.

On a reconnu dans tous les pays le danger des gadoues ; en Angleterre, en Écosse et en Amérique, on les incinère. La crémation d'une tonne et l'enlèvement des scories revient, d'après Du Mesnil et Journet, à 1 fr. 50 c. ; elle est donc dispendieuse et ne se conçoit pas lorsqu'on peut utiliser aussi facilement que dans la banlieue de notre ville des produits qui constituent de bons engrais, s'il faut en croire Petermann, Müntz et Girard. Quand les frais de transport sont très élevés par suite de l'éloignement des lieux de dépôt, l'incinération peut être discutée ; à Nancy, une seule méthode est applicable, c'est l'utilisation agricole. S'il est nécessaire de tolérer la formation de dépôts pour obtenir des gadoues noires qu'on utilise suivant les besoins de la culture, il est indispensable de les réglementer en songeant qu'on a vu se produire des épidémies de variole et de diphtérie aux environs de Paris (Crimail) et des épidémies typhiques aux environs d'Alger (Pommel), provoquées par ces accumulations des détritus urbains.

D'après toutes ces considérations, je pense qu'il serait utile de prendre les mesures suivantes :

1° Interdiction aux habitants de Nancy de jeter les ordures ménagères sur la voie publique et obligation pour eux de se servir d'un récipient à ordures analogue à celui qui est en usage à Paris;

2° Balayage quotidien des rues par les soins de l'administration municipale et aux frais des propriétaires des différents immeubles;

3° Enlèvement rapide des boues et immondices par des voitures d'un modèle approprié;

4° Surveillance rigoureuse de l'établissement des dépôts de gadoues aux environs de Nancy.

Bibliographie.

Enlèvement des boues et immondices de la ville de Nancy, cahier des charges 1883.

Du Mesnil, *De l'Enlèvement et du transport des immondices et des ordures ménagères.* (Revue d'hygiène et de police sanitaire, 1886, p. 560.)

Du Mesnil et Journet, *Enlèvement et utilisation des détritus solides (fumiers, boues, gadoues, débris de cuisine, etc.) dans les villes et les campagnes :* Congrès international d'hygiène et de démographie, Paris, 1889, et *Revue d'hygiène et de police sanitaire,* 1889, p. 698.

Arnould, *Entretien de la voie publique. Enlèvement des boues et ordures ménagères. Balayage.* In article Villes du *Dictionnaire des sciences médicales,* 1889, p. 536.

Drouineau, *Des Dépôts ruraux ou agricoles d'immondices* (Revue d'hygiène et de police sanitaire, 1890, p. 609).

Richard, *Enlèvement et destruction des gadoues* in *Précis d'hygiène appliquée,* 1891, p. 52.

DE

LA DIPHTÉRIE A NANCY[1]

Je désire, Messieurs, vous présenter quelques considérations sur la diphtérie à Nancy, et, sans avoir la prétention d'édifier avec les matériaux dont je dispose une étude complète de cette maladie, j'espère cependant pouvoir tirer quelques conclusions relatives à son étiologie et à sa prophylaxie dans notre ville.

Une première question se pose : la diphtérie se montre-t-elle fréquente à Nancy et ses victimes sont-elles de nos jours plus nombreuses que dans le passé? Si nous consultons l'*Annuaire statistique et démographique* publié sous la direction de MM. les docteurs Pitoy pour l'année 1877 et Sognies pour les années suivantes, nous y relevons quelques chiffres[2].

En 1877, 1878, 1879, 1880, les décès par diphtérie étaient au nombre de 6, 6, 4, 7. Ces chiffres sont peu élevés et, comparés à ceux que fournissent d'autres villes de France, ils placent notre cité dans une situation presque privilégiée; mais à partir de 1881, les choses changent de face et l'on compte, en 1881, 21 décès; en 1882, 56, chiffre exceptionnel qu'explique l'épidémie qui a sévi dans certains quartiers comme nous le verrons plus loin. L'année suivante, c'est-à-dire en 1883, le nombre des décès retombe à 17. A partir de cette époque, nous comptons : en 1884, 18 décès; en 1885, 7; en 1886, 13; en 1887, 10; en 1888, 25; en 1889, 26; et pendant le 1er trimestre de 1890, 6.

---

1. Communication faite à la Société de médecine dans sa séance du 28 mai 1890.
2. Je suis heureux de remercier ici M. Bousrez, secrétaire du bureau d'hygiène, du concours qu'il m'a prêté pour recueillir les éléments statistiques de mon travail.

Si nous faisons une exception pour l'année 1885, où la mortalité a été faible, nous pouvons dire que les ravages de la diphtérie tendent à augmenter sensiblement à Nancy depuis 1881. Le tableau que je place sous vos yeux en est la meilleure preuve. Pendant cette période de 10 ans, la population (garnison comprise) a augmenté de 10,000 âmes environ, mais il est bon de dire que l'accroissement est dû, en partie, au renforcement de notre garnison.

Mortalité par diphtérie à Nancy, de 1877 à 1889.

	Janvier.	Février.	Mars.	Avril.	Mai.	Juin.	Juillet.	Août.	Septembre.	Octobre.	Novembre.	Décembre.	Total.
1877.	2	1	»	1	»	1	»	1	»	»	»	»	6
1878.	1	»	»	1	1	»	»	1	1	»	»	1	6
1879.	»	»	»	»	»	1	»	»	1	1	1	»	4
1880.	»	1	1	»	»	1	»	»	»	1	»	3	7
1881.	»	1	»	»	2	4	2	»	3	»	6	3	21
1882.	12	8	9	12	3	3	2	3	1	1	»	2	56
1883.	1	2	»	1	1	»	»	1	1	1	4	5	17
1884.	1	3	2	3	1	1	2	»	1	1	2	1	18
1885.	»	»	1	2	1	»	1	»	»	1	»	1	7
1886.	1	3	3	»	1	1	1	»	»	1	1	1	13
1887.	2	2	2	1	2	»	»	»	»	»	»	1	10
1888.	1	3	»	4	2	1	1	1	»	1	3	8	25
1889.	6	6	3	2	1	1	»	1	2	2	»	4	26
	27	30	21	27	15	14	9	8	10	10	17	30	

Nous avons eu soin d'éliminer de cette statistique les décès qui ont trait à des sujets de passage ou venus des villages voisins pour être opérés à l'hôpital.

Avant l'année 1877, malgré nos recherches, nous n'avons pu trouver de documents qui nous permissent d'établir d'une façon absolument exacte la fréquence de la diphtérie. En faisant appel aux souvenirs de mon père, je puis cependant dire que cette maladie était exceptionnelle à Nancy, sauf en 1864-1865, où il y eut une épidémie. A cette époque, M. V. Parisot, comme médecin des épidémies, eut occasion de voir 76 cas de diphtérie. En fouillant les archives de la Société de médecine, j'ai trouvé, d'après quelques statistiques publiées par M. Winter, qu'une épidémie en 1857 fit 21 victimes. On nota en 1854, 1855 et 1856, 6, 7 et 12 décès par diphtérie, chiffres qui paraîtraient relativement considérables pour une population de 47,000 à 48,000 habitants, si l'on ne songeait à l'imperfection des moyens thérapeutiques employés à cette époque. J'ajouterai, d'après MM. Pouchet et Thoinot, que « la diphtérie a couvert d'épidémies meurtrières pendant 10 ans, de 1852 à 1861, une grande partie du territoire français ».

De tout ce qui précède, nous sommes donc autorisés à conclure que la diphtérie est endémique à Nancy et qu'elle fait, comme dans nombre d'autres villes de France depuis quelques années, des victimes plus nombreuses.

A Nantes, à Rouen, la diphtérie est en progression, pour la période de 1880 à 1886[1]. Actuellement à Lyon règne une épidémie de diphtérie depuis le mois de novembre 1889, ainsi qu'en témoigne une communication de M. Vincent à la Société de médecine de cette ville, en date du 12 mai 1890. Personne n'a oublié l'épidémie qui a éclaté dans les derniers mois de 1888 à Oullins, aux portes de Lyon, épidémie sur laquelle M. Bard[2] a fait un travail si remarquable.

Paris, comme toujours, est au premier rang, et deux leçons faites ces jours derniers par M. Sevestre[3], médecin de l'hospice des Enfants assistés, nous montrent l'effroyable progression qu'a suivie depuis 60 ans, à Paris, la mortalité par diphtérie.

Si nous étudions maintenant à Nancy la répartition mensuelle des décès pour ces 13 années, nous remarquerons que le minimum de mortalité se présente pendant les mois de juillet, août, septembre et octobre, et en cela ces résultats sont conformes à ceux qui ont été fournis pour d'autres villes. Les temps froids et humides prédisposent donc d'une façon particulière à la maladie qui nous occupe ; c'est en décembre, janvier, février, mars, avril que la mortalité est la plus grande.

Édifiés sur la fréquence et la répartition mensuelle des décès par diphtérie, il me semble intéressant de vous indiquer les rues et les quartiers où, pendant ces 13 années, se sont produits les cas de mort par croup ou angine diphtéritique. Sur un plan de Nancy, où chaque point rouge correspond à un décès, vous pouvez voir

1. O. DU MESNIL, *Du Développement des épidémies de diphtérie en France, mesures prophylactiques adoptées dans le département du Rhône. (Annales d'hyg. pub.*, fév. 1890.)

2. L. BARD, *Des Conditions de propagation de la diphtérie, relation de l'épidémie d'Oullins. (Lyon méd.*, n° 6, 10 février 1889 et suiv.)

3. SEVESTRE, *Des Conditions de propagation de la diphtérie. (Progrès médical*, n°° 18 et 20. 1890.)

que les quartiers les plus pauvres et les plus populeux paient
à la maladie le plus lourd tribut, j'ai nommé les rues des Artisans,
Notre-Dame, de l'Équitation, la rue Sainte-Anne et les portions
des rues Saint-Nicolas et des Fabriques qui l'avoisinent, enfin la
rue de la Boucherie et le segment de la rue de la Source qui lui
est contigu.

Il en est de même des parties de la ville situées au voisinage de
la Meurthe ou du canal de la Marne au Rhin ; tels sont la rue et le
chemin des Prés, la rue Bergnier, le faubourg des Trois-Maisons
et la partie avoisinante de la rue de Metz, le chemin du Ruisseau
de Boudonville et la rue du Ruisseau, la rue du Faubourg-Sainte-
Catherine, le chemin de Malzéville aux Grands-Moulins, la rue
Victor.

Si vous jetez un coup d'œil sur les rues de Strasbourg et du
Montet, ainsi que sur les avenues et ruelles qui y aboutissent,
vous trouverez un certain nombre de décès causés par l'épidémie
de 1882, décès qui se groupent autour des écoles Saint-Pierre et
du Montet. La plupart des victimes de la maladie sont des enfants ; leur âge et la position sociale de leurs parents nous indiquent qu'un grand nombre devaient fréquenter les écoles mater-
nelles ou primaires.

Mais pénétrons plus avant dans notre étude, sans nous conten-
ter de mettre seulement en relief la fréquence de la maladie dans
les quartiers populeux et humides, et visitons certaines des maisons où se sont présentés les cas de diphtérie. Quelques-unes ont
été l'objet de rapports de la commission des logements insalubres,
et c'est en fouillant les archives de cette commission que j'ai pu
me rendre compte du milieu dans lequel se développait la diphtérie.

Vingt à vingt-cinq maisons ont été visitées à la suite de décès
par croup ou pendant l'année qui a suivi ces décès. Je vous fais
grâce de la lecture de tous ces rapports, cependant je me permet-
trai d'en résumer quelques-uns devant vous, rapports qui pour-
ront vous donner une idée de l'étiologie de la diphtérie à Nancy.
Au n° 77 de la rue du Sergent-Blandan, presque vis-à-vis de la
caserne Landremont occupée par le 37e régiment d'infanterie,
2 cas de croup se déclarent successivement en 1889. Un enfant de
huit ans meurt le 21 février et, le 5 septembre, c'est-à-dire six
mois et demi après, un enfant d'une autre famille, âgé de cinq ans,
succombe également. Voici l'état dans lequel se trouvait, le 28 oc-

tobre 1889 (c'est-à-dire sept semaines après la mort du dernier enfant), la maison où ces deux décès s'étaient présentés: C'est une baraque en planches élevée sur caves; la cour est en terre battue, légèrement en pente, des eaux sales la sillonnent pour s'écouler soit dans le jardin, soit dans la cave. Cette cour contient une écurie dans laquelle on trouve un réduit pour un porc, un poulailler (j'insiste sur ce détail), une baraque à lapins et, enfin, l'emplacement où l'on vient déposer les matières fécales. Ces matières sont ensuite rejetées sur un fumier qui est placé à deux mètres de la maison. La cave est remplie d'eau d'une odeur infecte, semblable à du purin, d'après l'expression même des rapporteurs, MM. Poincaré et Gutton. Ici tout se trouve réuni : la malpropeté est portée jusqu'à ses dernières limites; détritus humains et détritus animaux encombrent la cour et la cave, et si nous avons un regret, c'est de ne pas connaître l'état dans lequel se trouvaient les appartements eux-mêmes occupés par les petits malades. Nous noterons en passant la proximité du poulailler, qu'on a quelquefois accusé d'être une cause d'infection diphtéritique; la diphtérie des poules serait, fait contesté actuellement par plusieurs auteurs, capable de donner naissance à la diphtérie humaine.

J'en trouve un autre exemple au nº 23 *bis* de la rue de l'Hospice, où un enfant de 3 ans succomba le 30 décembre 1889, six semaines après son entrée dans le logement. C'est une vieille maison, à larges fenêtres, précédée d'une courette. « Cette courette, disent MM. Schlagdenhauffen et Lacombe, dans un rapport approuvé le 10 février 1890, est en partie transformée en poulailler, en partie fermée par le haut, et c'est dans ce réduit infect qu'on laisse croupir du fumier depuis un temps indéterminé. » Les eaux ménagères et pluviales sillonnent une cour aux pavés mal joints et, traversant le poulailler, se déversent dans les cabinets d'aisances. Ces deux faits sont dignes d'être retenus et pourraient militer en faveur de l'origine aviaire de la diphtérie invoquée dans quelques cas particuliers.

Rue du Ruisseau, 77, quatre ménages occupent une maison qui, au dire de MM. Schlagdenhauffen et Lacombe, est proprement tenue. Mais dans la cour se trouve un cabinet d'aisances, d'où s'élèvent des émanations infectes sortant de l'égout, en communication directe avec ce cabinet (nous avons noté dans plusieurs rapports cette absence de siphon). Des eaux ménagères venant de deux points différents de la cour s'écoulent à ciel ouvert, sur une étendue de 15 mètres. Dans cette maison, un enfant a succombé à la diphtérie en février 1889. Ici nous n'avons pas à noter la présence ni de poules, ni de fumier animal ; la stagnation des eaux ménagères, les émanations de l'égout, semblent seules en cause. Sans quitter cette même rue, rendons-nous aux n°s 119 *bis* et 119 *ter*, où s'est produit également un décès par croup en décembre 1889. Ces maisons ne communiquent pas avec l'égout, les matières fécales sont déposées dans des lieux d'aisances situés au fond d'un jardinet ; quant aux eaux ménagères, elles stagnent dans deux réservoirs ayant fait l'office de puits perdus, réservoirs qui se trouvent à $1^m,50$ des fenêtres du rez-de-chaussée. Il existe également un troisième réservoir destiné à recueillir les eaux de blanchissage. Par la pluie, fosse d'aisances et réservoirs débordent et viennent recouvrir le jardin et la courette, pour la transformer en un cloaque d'où s'élèvent les odeurs les plus nauséabondes. Plus d'une douzaine de personnes occupent ces deux maisons. Ainsi donc, pas de fumier animal, pas d'émanation venant de l'égout, mais stagnation d'eaux chargées de détritus de toutes sortes, seule cause de l'insalubrité de ces maisons.

Au chemin de Saurupt, n° 5, nous trouverions une disposition analogue, nous y verrions des eaux ménagères se rendant sans rigole apparente dans une fosse d'aisances, creusée dans le jardin. On a signalé un décès par diphtérie, en janvier 1890, dans cette dernière maison.

D'autres fois les causes d'insalubrité semblent moins notoires, telle, par exemple, cette maison du n° 12, rue de Toul, visitée en 1883, et où avait eu lieu un décès, en mars 1882. Une infiltration provenant de canaux de la maison voisine s'était produite dans le mur, entretenait une humidité dans l'appartement, et dans une des chambres on trouvait une riche végétation cryptogamique accompagnée d'odeurs nauséabondes.

Au n° 14 de la Grande-Rue (Ville-Vieille) un croup succombait en janvier 1882. Cette maison contenait de nombreux locataires et était le siège d'une imprimerie qui occupait beaucoup d'ouvriers. L'agglomération était évidente, la cour malpropre, les murs noirs, chargés de poussière et de mousse, et les corridors étaient recouverts d'un mortier de chaux d'un aspect sordide. L'humidité avec ces mousses, ces champignons, semble donc, d'après ces deux exemples entre autres, jouer un certain rôle pathogène à côté de l'agglomération si fréquente dans les maisons ouvrières.

A propos de l'encombrement, nous nous contenterons d'indiquer le n° 13 de la rue de la Prairie, cité en planches où vivaient 124 personnes, rejetant devant leurs fenêtres eaux ménagères et immondices. De décembre 1880 à juillet 1882, il y eut 4 décès par diphtérie ; cette cité est détruite actuellement, aussi n'insisterons-nous pas davantage.

Certains commerces, tels que ceux de charcutier, de tripier, deviennent, en ce qui concerne la diphtérie, une cause d'insalubrité ; tel le n° 7 de la rue de la Faïencerie, où il y eut un décès en avril 1882, ou le n° 10 de la rue de la Boucherie où habitait clandestinement un tripier, dont les détritus donnaient des émanations délétères jointes à celles des cabinets d'aisances.

Ces exemples, je pourrais les multiplier, mais je ne veux pas mettre plus longuement votre patience à l'épreuve, et les faits que je viens d'énumérer me permettent de dire que si nous avons trouvé souvent comme milieu favorable à l'éclosion de la diphtérie l'humidité et le fumier animal, toujours nous avons rencontré le fumier humain, pour me servir d'une expression que mon père avait employée pour caractériser la cause de l'épidémie de 1864-1865.

Si réellement ces maisons, par l'insalubrité qu'elles présentent constituent un bon milieu de culture pour le bacille de la diphtérie, tant que ces conditions défectueuses ne seront pas modifiées, les habitants seront tout spécialement exposés aux atteintes de la maladie, en d'autres termes dans une même maison nous devrons voir se succéder à des époques variables des cas de diphtérie. Je relève à ce propos les fait suivants : rue de la Boucherie, n° 8, décès en avril 1884 et nouveau décès en avril 1888.

Rue Saint-Nicolas, 76, le 30 juillet 1882, un enfant de 2 ans et demi meurt du croup, et le 18 septembre 1884, un enfant de 11 mois succombe également à cette maladie.

Rue de Strasbourg, 224, au rez-de-chaussée, un enfant de 4 ans succombe à la diphtérie le 10 avril 1882, et un an après, au même étage, le 23 avril 1883 un enfant de 7 ans qui n'appartenait pas à la famille de la première victime, est atteint de diphtérie.

Ainsi donc dans certaines maisons, on voit la diphtérie frapper ses coups à des époques assez éloignées, pour qu'il ne soit pas possible d'admettre la contagion d'individu malade à individu sain. Nous relevons, en effet, des intervalles de 4 ans, 26 mois, un an ;

mais là où l'exemple est encore plus saisissant, c'est pour le n° 158 de la rue de Strasbourg. Le premier cas se développe en février 1882, à l'époque où ce quartier était le théâtre d'une épidémie. C'était un enfant de 2 ans qui habitait le premier étage de la maison ; le 22 mai, c'est-à-dire 3 mois après, une fillette de 12 ans était atteinte au deuxième étage. En 1884 se déclarait, le 28 février, un troisième cas, mais cette fois suivi de mort, chez un enfant de 11 mois, et enfin, le 21 juillet 1888, un enfant de 5 ans et 7 mois succombait au croup. Ces 4 enfants appartenaient à des familles différentes. Je ne puis, à mon vif regret, vous donner des renseignements sur l'état de salubrité dans lequel se trouvait cette maison, car elle n'a pas fait l'objet d'un rapport de la commission des logements insalubres. Ces cas de répétition de la diphtérie dans une même maison à intervalles éloignés montrent quelle est la persistance, la vitalité du bacille de Lœffler.

A ce sujet nous trouvons quelques renseignements intéressants dans les recherches expérimentales sur le bacille diphtérique, entreprises par MM. d'Espine et de Marignac, et publiées dans les numéros de janvier et de février de la *Revue de la Suisse Romande* de cette année. « Jusqu'à présent, disent ces observateurs, nous n'avons pas obtenu une durée de plus de 3 mois à 3 mois et demi pour la conservation du virus diphtérique, mais nous ne serions pas étonnés que dans certaines conditions ce chiffre soit dépassé. » Fait instructif à signaler, ils ont conservé à l'abri de la lumière, à la température du laboratoire, sans précaution spéciale pour empêcher l'action de l'air, des fragments de ficelle qui avaient été imprégnés de bacilles diphtériques et ont pu au bout de 3 mois ensemencer avec succès des bouillons de culture. On conçoit, dès lors, que dans une même famille le bacille diphtérique puisse, lorsqu'on sort d'une armoire les vêtements ou les objets de literie qui ont servi à un malade, exercer de nouveau ses ravages. C'est également l'opinion de MM. d'Espine et de Marignac.

A ce propos, le fait suivant me paraît démonstratif. Le 4 décembre 1888, un enfant de la rue des Prés, n° 3, meurt du croup à l'hôpital civil, et le 21 mars 1889, c'est-à-dire 3 mois après, un enfant de la même famille est atteint de diphtérie laryngée. Il y a donc pour la diphtérie, premièrement une transmission directe de sujet malade à sujet sain, par l'air expiré ou par la projection au dehors de fausses membranes, en second lieu, une contagion médiate à échéance plus ou moins longue par les vêtements et autres objets mobiliers contaminés; en troisième lieu, une transmission de la maladie, à plus longue échéance encore, par suite de la persistance du bacille de Lœffler, trouvant des éléments de vie et de reproduction dans un milieu insalubre.

Si la contamination se fait souvent par l'air et les débris des fausses membranes, il est possible aussi qu'elle se fasse par l'eau. Aux n°ˢ 1 de la rue des Michottes et 35 de la rue des Maréchaux, les eaux de puits auraient pu être soupçonnées.

Nous ne voulons pas insister sur la façon dont se propage la diphtérie pour constituer une épidémie; les écoles, les voitures publiques sont trop souvent incriminées, et à juste titre, comme cause de propagation de la maladie; nous en avons eu des exemples pour ce qui concerne les écoles du Montet et Saint-Pierre. Quant aux voitures publiques, s'il est difficile d'en faire la démonstration faits en main, j'estime que la chose est probable. Ne vous est-il pas arrivé de monter en tramway, sur le chemin de l'Hôpital et de rencontrer une mère tenant dans ses bras un enfant atteint de diphtérie, qu'elle vient apporter à la clinique? Ce sont là autant de causes d'épidémie et, outre le danger que présente une épidémie par elle-même, nous pouvons voir qu'après chacune d'elles le taux des décès ne retombe plus dans la suite au chiffre antérieur à cette épidémie. Dans une maison, le premier cas peut se développer en temps d'épidémie, à la suite d'une contamination fortuite, et le germe une fois déposé dans un milieu insalubre, vit et pullule pour manifester sa présence de temps à autre sous forme de croup ou d'angine diphtéritique. Ainsi s'explique cette endémicité qui reste toujours plus accentuée après chaque épidémie qui a laissé après elle dans une ville de nouveaux foyers de culture.

De tout ce qui précède, je suis en droit de tirer les conclusions générales suivantes :

1° La diphtérie endémique à Nancy a une tendance à augmenter de fréquence;

2° C'est pendant les mois de juillet, août, septembre et octobre que la mortalité tombe à son minimum;

3° Les quartiers les plus éprouvés par la diphtérie sont les quartiers pauvres, populeux ou bien situés au voisinage de la rivière ou du canal, c'est-à-dire dans les parties basses et humides de la ville. Il existe des maisons offrant des causes notoires d'insalubrité : stagnation des eaux ménagères, mauvaise installation des lieux d'aisances, communication avec l'égout sans interposition de siphon, humidité et végétations cryptogamiques, fumier et poulailler à proximité de l'habitation;

4° Dans une même maison la diphtérie peut se reproduire à des intervalles éloignés variant entre 3 mois et 4 ans;

5° La transmission de la diphtérie ne se fait pas seulement par les écoles, mais probablement par les voitures publiques.

J'en arrive maintenant à la seconde partie de mon travail, aux mesures prophylactiques.

Ces mesures nécessitent au préalable la déclaration par les médecins ou les administrations hospitalières de tous les cas de diphtérie au bureau d'hygiène.

Cette déclaration reçue, il est indispensable de faire procéder, d'après une instruction détaillée, soit par les parents du diphtéritique, soit par un agent spécial à une désinfection de l'appartement, des objets mobiliers et des vêtements du malade.

Cette désinfection, beaucoup de personnes la solliciteraient et toutes l'accepteraient; nombre de parents, soucieux de la santé de leur famille, cherchent déjà à la réaliser, mais souvent, faute de conseils éclairés et pratiques, ils emploient des moyens imparfaits, par conséquent illusoires et de trompeuse sécurité. On évitera ainsi la réapparition, au bout de quelques semaines, d'un nouveau cas dans une même famille ou chez de nouveaux locataires, et on ne verra plus la diphtérie se transmettre dans les salles de vente ou chez les fripiers, où viennent s'amonceler objets mobiliers et vêtements non désinfectés. A Nancy, semblable désinfection est d'autant plus facile à réaliser, que l'on possède actuellement l'étuve Herscher, déjà employée dans maintes épidémies en d'autres points de la France.

En même temps que l'on ferait procéder à la désinfection de l'appartement contaminé, une visite rapide de la maison permettrait de voir s'il y a des causes notoires d'insalubrité; dans le cas d'affirmative, la commission des logements insalubres devrait être prévenue sans retard. Cette commission, avant que son rapport soit adopté en séance générale, ferait exécuter d'urgence les travaux qu'elle jugerait indispensables et qui, différés, compromettraient la santé des habitants de la maison et des voisins.

Actuellement, le rapport de la commission, adopté en séance générale, est notifié au propriétaire, et dans le cas de refus de sa part,

est soumis à la commission des travaux et ensuite homologué par
le conseil municipal.

Ce sont là des formalités souvent préjudiciables à la santé publique, puisqu'elles font remettre quelquefois à plusieurs mois
l'exécution des travaux ; pendant ce temps, la maison a parfois
de nouveaux locataires qui, à leur tour, sont contaminés comme
leurs prédécesseurs ; il serait d'ores et déjà avantageux de ne
pas augmenter les lenteurs qui peuvent naître des dispositions
légales.

Nous serions donc heureux de voir l'exécution rapide et, nous
ajouterons, la surveillance rigoureuse des travaux demandés par
les membres de la commission des logements insalubres.

Grâce à la désinfection des appartements contaminés et à l'assainissement rapide des maisons insalubres, obtenus à l'aide de
mesures qui n'auraient qu'un but utile, sans jamais offrir de ca-
ractère vexatoire, on verrait baisser sensiblement le taux de la
mortalité par diphtérie.

Quant aux mesures en vigueur contre toutes les autres maladies contagieuses, nous ne saurions trop insister pour qu'elles
soient appliquées dans toute leur rigueur en demandant que les
élèves des écoles qui à Nancy paient un si lourd tribut à la diphtérie, ne soient autorisés à rentrer au milieu de leurs camarades,
qu'avec un certificat médical et dans les délais réglementaires.

La propagation par les voitures publiques ou les tramways peut
être évitée, en temps d'épidémie, par arrêté préfectoral, comme à
Lyon, arrêté interdisant aux cochers de charger dans leurs voitures
des malades sans un certificat médical, constatant qu'ils n'ont pas de
maladie contagieuse. Mais en temps ordinaire on pourrait diminuer
le nombre des malades circulant dans les tramways, par exemple,
en donnant une plus grande publicité à la facilité dont jouissent
à Nancy les contagieux d'être transportés gratuitement à l'hôpital
dans une voiture spéciale, désinfectée après chaque voyage.

Quant aux voitures publiques qui amènent des contagieux à
l'hôpital, elles devraient, une fois entrées dans la cour, ne ressortir
qu'après avoir été désinfectées. La désinfection des voitures se
fait quelquefois à Nancy, elle s'effectue alors par les soins du
bureau d'hygiène chez le loueur, c'est là, à bien des points de vue,
une manière de procéder imparfaite.

Arrivé à la fin de la seconde partie de mon travail, je me résu-
merai dans les propositions suivantes :

Nécessité, dans l'état sanitaire actuel de la ville de Nancy, de prendre des mesures prophylactiques contre la diphtérie.

En conséquence :

1° Déclaration au bureau d'hygiène, par les médecins et les administrations hospitalières, de tous les cas de diphtérie ;

2° Désinfection immédiate du logement, des vêtements et des objets mobiliers du diphtéritique ;

3° Visite dans le plus bref délai, par la commission des logements insalubres, de toutes les maisons contaminées, exécution rapide et surveillance des travaux prescrits ;

4° Application rigoureuse des règlements qui ont trait à la rentrée des convalescents de diphtérie dans les écoles ;

5° Publicité donnée à l'existence d'un service destiné à transporter gratuitement à l'hôpital, par voiture spéciale, tout malade atteint de diphtérie ou mieux d'affection contagieuse ;

6° Désinfection à l'hôpital même, aux frais et sous la responsabilité de l'administration municipale, des voitures qui ont amené des contagieux.

Nous avons dressé (voir p. 24-27) un tableau récapitulatif des décès par diphtérie (croup, angine diphtéritique) qui se sont produits à Nancy depuis le mois de janvier 1878 jusqu'au mois de mars inclus 1890 ; nous n'y mentionnons pas les cas de diphtérie terminés par guérison, car ils n'ont été signalés au bureau d'hygiène que d'une façon très irrégulière.

Ce tableau, dans la première colonne, contient par ordre alphabétique les noms des rues de Nancy où se sont produits les décès.

Dans les colonnes suivantes est inscrit, pour chaque année, le décès par diphtérie. Ce décès est désigné par deux chiffres : le premier (chiffre romain) indique le mois de l'année ; le second (chiffre arabe) indique le numéro de la maison.

Ainsi se trouve mise à jour la topographie des décès par diphtérie à Nancy.

Grâce à ce tableau, il sera facile dans l'avenir, lorsque l'on signalera un cas de diphtérie au bureau d'hygiène, de savoir si la maison a déjà été contaminée, l'une des années précédentes, renseignement qui ne sera pas sans valeur en ce qui concernera les mesures d'assainissement à prendre.

Répartition par rue et par maison, par année et par mois, des décès de diphtérie à Nancy
(de 1878 à 1890, 1er trimestre inclus).

	1878	1879	1880	1881	1882	1883	1884	1885	1886	1887	1888	1889	1890 (1er trimestre)
Abbé-Grégoire (Rue de l')	»	»	»	XII, 1	II, 29	»	»	»	»	»	»	I, 11	»
Artisans (Rue des), actuellement rue Clodion	V, 40	VI, 20	VI, 22	»	»	V, 68; XII, 48	V, 34	»	»	»	»	»	»
Bailly (Rue)	»	»	»	IX, 9	»	»	»	»	»	»	»	»	»
Bergnier (Rue)	»	»	»	»	»	XII, 3	»	»	XII, 12	»	»	»	»
Bonsecours (rue de), cité Lang	»	»	»	»	»	»	»	X, lettre N	»	»	»	»	»
Boucherie (Rue de la)	»	»	»	»	»	»	IV, 8; X, 10	»	»	»	IV, 8	»	»
Boulay-de-la-Meurthe (Rue)	»	»	»	»	I, 14; VIII, 35	»	»	»	»	»	»	»	»
Braconnot (Rue)	»	»	»	»	»	XI, 5	»	»	»	»	»	»	»
Carmes (Rue des)	»	»	»	»	IV, 33	»	IV, 8	»	»	III, 17	»	V, 40	»
Carrière (Place)	»	»	II, 27	»	»	»	»	»	»	»	»	»	»
Charles III (Rue)	I, 8	»	»	XI, 65	»	»	»	»	»	II, 67	»	»	»
Cheval-Blanc (Rue du)	»	»	»	»	»	»	VII, 7	»	»	»	»	»	»
Citadelle (Rue de la)	»	»	»	»	I, 3	»	»	»	»	»	»	»	»
Claude-le-Lorrain (Quai)	»	»	»	»	»	»	»	»	»	»	XII, 20	»	»
Claudot (Rue)	»	»	»	XI, 10	»	»	»	»	»	»	»	»	»
Crosne (Rue du)	»	»	»	»	»	»	»	»	»	»	»	II, 11	II, 12
Dauphine (Rue)	»	»	»	»	I, 5	»	»	»	»	»	»	»	»
Dominicains (Rue des)	»	»	»	V, 10	»	»	»	»	»	»	»	»	»
Drouin (Rue)	»	»	»	»	»	»	»	»	»	»	»	II, 13	»
Église (Rue de l')	»	»	»	»	»	»	»	»	X, 2	»	»	»	»
Équitation (Rue de l')	»	»	»	VII, 53	VIII, 1	XII, 56	II, 34	»	»	»	»	XII, 51	»
Étang (Rue de l')	»	»	»	XII, 61	I, 18; IV, 14	»	II, 89	»	»	»	»	»	»
Fabriques (Rue des)	»	»	»	XI, 9	III, 21	»	»	»	»	II, 16	»	»	»

Falencerie (Rue de la)	»	»	»	»	»	IV, 7	»	»	»	»	»	»	»
Gambetta (Rue), anciennement rue de la Poissonnerie	»	»	»	»	IX, 84	»	»	»	»	»	»	»	»
Garenne (Avenue de la)	»	»	»	»	III, 41-41; IV, 3	»	»	»	»	»	»	»	»
Gendarmerie (Rue de la)	»	»	»	»	»	IX, 19	»	»	»	»	»	»	»
Grande-Rue	»	»	XII, 93	XII, 24	I, 14; III, 11	»	»	»	»	»	»	»	»
Grands-Moulins (Chemin des)	»	»	»	»	»	VIII, Garde-bar.	»	»	»	»	»	»	»
Hache (Rue de la)	XII, 93	»	»	VI, 25	»	»	VI, 73	IV, 20	»	»	»	»	»
Hospice (Rue de l')	»	»	»	»	»	»	»	»	»	»	»	XII, 23bis	»
Isabey (Rue)	»	»	»	»	»	»	»	»	»	»	»	»	III, 22
Jacquot (Rue)	»	»	»	»	»	»	»	»	»	V, Gendarmerie	»	»	»
Jardiniers (Rue des)	»	»	»	V, 31	»	»	»	»	»	»	XII, 25	»	»
Jean-Lamour (Rue)	»	»	»	»	»	»	»	»	»	»	»	VI	»
Jeanne-d'Arc (Rue)	»	»	»	XI, 31	»	»	»	»	I, 1	»	X, 4bis	»	»
Jeanne-d'Arc (Impasse)	»	»	»	»	»	»	»	VII, 8	»	»	»	»	»
Jeannot (Rue)	»	»	»	»	»	»	»	»	»	»	VI, 5	»	»
La Salle (Rue de)	»	»	»	VI, 32	»	»	»	»	»	I, 32	XII, 8	»	»
Laxou (Chemin de)	»	X, 8	»	»	»	»	»	»	»	»	»	»	»
Lobau (Boulevard), chemin des Sables	»	»	»	»	VI	»	XI, 20	»	»	»	»	I, 72	»
Madeleine (Ruelle et cité de la)	»	»	»	»	I	»	»	»	»	»	»	»	»
Maizéville-aux-Grands-Moulins (Chemin de)	»	»	»	»	»	»	»	»	»	XII, 12	»	I, 12	»
Marché (Place du)	»	»	III, 17	»	»	»	III, 30	»	»	»	»	»	»
Maréchaux (Rue des)	»	»	»	»	»	XI, 17	III, 35	»	»	»	»	»	II
Médreville (Chemin de)	»	»	»	»	»	»	»	»	»	»	I, 78bis	»	»
Metz (Rue de)	»	»	»	»	»	»	»	»	»	»	»	»	»
Michottes (Rue des)	»	»	»	»	»	»	»	XII, 1	»	»	»	»	»
Molitor (Rue)	»	»	»	»	»	»	»	»	»	»	»	»	X, 6

	1878	1879	1880	1881	1882	1883	1884	1885	1886	1887	1888	1889	1890 (1er trimestre)
Mon-Désert (Rue de)	»	»	»	»	»	»	VII, 31	»	»	»	»	»	»
Montet (Rue du)	»	»	»	VII, 65	I, 100 ; II, 106 ; III, 94-66 ; XII, 9bis	X, 20	XII, 114	»	»	»	»	»	III, 49
Moulin-de-Boudonville (Rue du)	»	»	»	»	»	»	»	»	»	»	»	I	»
Nabécor (Rue de)	»	»	»	»	II, 13bis-6 ; IV, 4 ; V, 13bis	»	»	»	»	»	»	IX, 1bis	»
Notre-Dame (Rue)	»	»	X, 52	»	II, 49	II, 45	»	»	»	»	IV, Église	II, 92 ; IV, 62	»
Oberlin (Impasse), aujourd'hui rue Poirel	»	»	»	»	»	XII, 14	»	»	»	»	»	»	»
Pépinière (Rue de la)	»	»	»	»	»	»	»	»	II, 25	»	»	»	»
Pont-Mouja (Rue du)	»	»	»	»	»	»	»	»	»	»	»	II, 3	»
Ponts (Rue des)	»	»	»	»	IV, 2	»	»	»	»	»	»	»	»
Prairie (Rue de la)	»	»	XII, 13 ; XII, 13	VI, 13	VII, 13	»	»	»	»	»	»	»	»
Prés (Chemin des)	»	»	»	»	»	»	»	»	»	»	»	III, 13 ; X, 8	»
Prés (Rue des)	»	»	»	XI, 5	»	»	»	»	»	»	XII, 3	»	»
Quatre-Églises (Rue des)	»	»	»	»	»	»	»	»	»	»	»	III, 3	»
Ravinelle (Rue de la)	»	»	»	»	»	»	»	»	»	»	XII, 45	»	»
René II (Quai)	»	»	»	»	V, 2	»	»	»	»	»	»	»	»
Richard (Cité)	»	»	»	»	»	»	»	»	»	»	II, 26	»	»
Ruisseau (Chemin du)	»	»	»	»	»	»	»	»	»	»	XII, 120	VIII, 421 ; XII, 449bis	»
Ruisseau (Rue du)	»	»	»	II, 48	VI, 128	»	»	»	»	»	IV, 97	II, 77 ; III, 104	»
Sainte-Anne (Rue)	»	»	»	VI, 28	»	XI, 26 : XI, 4bis	»	»	»	»	VIII, 20 ; XI, 22	IV, 56	»

Sainte-Catherine (Faubourg)	»	XI, 33	»	»	II, 39	»	»	»	»	»	XII, 39bis	»	»
Sainte-Catherine (Rue)	»	»	»	»	»	»	»	»	»	»	II, Caserne	»	»
Saint-Dizier (Rue)	»	»	»	»	XII, Hosp. St-Stanislas	»	IV, 137	»	V, Hospice St-Stanislas	»	»	»	»
Saint-Epvre (Rue)	»	»	»	»	»	»	»	»	»	»	II, 8	»	»
Saint-Georges (Faubourg)	»	»	»	»	II, 56bis; V, Cité de la Verreria	»	XI, 54	»	»	»	V, 34; XI, 64	»	»
Saint-Georges (Rue)	»	»	»	»	VIII, 69	»	»	»	VI, 72	»	»	I, 73	»
Saint-Jean (Faubourg)	»	»	»	IX, 44	»	»	»	»	»	»	IV, 25	»	»
Saint-Jean (Rue)	»	»	»	»	»	»	»	»	»	III, 8	»	»	»
Saint-Lambert (Rue)	»	»	»	»	»	XII, 29	»	»	III, 9	»	»	»	»
Saint-Michel (Rue)	»	»	»	»	»	»	IX, 76	»	»	»	»	II, 9	»
Saint-Nicolas (Rue)	»	»	»	»	III, 69 : VII, 76 : X, 13	»	»	»	»	»	»	»	I, 5
Saurupt (Chemin de)	»	»	»	»	IV, 3-3	»	»	»	»	»	»	»	»
Sergent-Blandan (Rue du)	»	»	»	»	»	»	»	»	»	»	IV, Caserne L	I, 59; II, 77; IX, 77	»
Source (Rue de la)	VIII, 16	»	»	»	»	»	I, 53	»	»	I, 51	»	»	»
Strasbourg (Rue de)	IX, 129	»	»	XI, 28	I, 128, 128-236-34; II, 70; IV, 176-224-112	»	II, 158	»	II, 131; II, 131; III, 156; VII, 158	V, 116	»	XII, 131	»
Tanneries (Ruisseau des)	»	IX	»	»	»	»	»	V, 14	»	»	»	»	»
Tapis-Vert (Rue du)	»	»	»	»	»	»	»	»	»	»	»	»	I, 124
Toul (Rue de)	»	»	»	IX, 15	III, 12; IV, 35bis	I, 155	»	»	»	»	»	»	»
Trois-Maisons (Faubourg des)	»	»	»	»	VI, 28	II, 57	»	IV, 101	III, 8	»	XI, 17	»	»
Victor (Rue)	»	»	»	»	IV, 18	»	»	III, 9	XI, 8	»	»	»	»
Villers (Chemin de)	»	»	»	»	»	»	»	»	»	»	XII, 1bis	»	»
Visitation (Rue de la)	»	»	»	»	»	»	»	»	»	»	»	»	»

LA
PNEUMONIE A NANCY

ÉTUDIÉE SPÉCIALEMENT CHEZ LE VIEILLARD

DANS SES RAPPORTS

AVEC LES VARIATIONS MENSUELLES DE LA TEMPÉRATURE ATMOSPHÉRIQUE [1]

La pneumonie fibrineuse est rangée de nos jours, au nom de la clinique et de la bactériologie, parmi les maladies infectieuses, épidémiques souvent, contagieuses peut-être : nous voilà loin, vous le comprenez sans peine, de la conception ancienne qui en faisait le type des inflammations *a frigore* et se révélait tout entière, avec sa simplicité primitive, dans cette formule : *frigus pneumoniæ unica causa est.*

Il y aurait cependant témérité à nier l'influence des variations mensuelles de la température atmosphérique sur le développement de la pneumonie et à dédaigner les résultats que viennent apporter à l'étiologie de cette maladie des statistiques de morbidité ou de mortalité.

Médecins et hygiénistes reconnaissent que chaque année la pneumonie se montre avec une plus grande fréquence durant certaines saisons, certains mois de l'année, mais l'accord cesse de se faire d'une façon complète lorsqu'il s'agit de désigner ces saisons, ces mois et de rechercher si la température atmosphérique, élément météorologique de première importance dans la caractéristique d'une saison, a une influence réelle et quelle sorte d'influence sur la genèse de la pneumonie.

1. Leçon faite à l'hospice Saint-Julien le 15 mars 1890.

Il n'entre pas dans ma pensée de vous donner un exposé complet de ces opinions diverses, mais il ne me semble pas hors de propos de vous faire comprendre, par quelques citations d'auteurs, combien une maladie aussi commune que la pneumonie offre encore de points obscurs dans son étiologie.

« La pneumonie, a dit Grisolle[1], peut régner sporadiquement ou épidémiquement à toutes les époques de l'année, mais j'ai trouvé qu'à Paris elle a en général son maximum de fréquence dans les mois de mars et d'avril. »

Pour M. Jaccoud[2], « dans nos climats ce sont les mois de novembre, mars et avril qui fournissent les cas les plus nombreux ; à l'entrée de l'hiver, l'accoutumance au froid n'est pas établie, et à la fin, les transitions de la température deviennent plus marquées et plus soudaines ». L'influence du début de la saison froide, si explicitement signalée ici, n'est pas admise par un hygiéniste distingué, M. Colin[3]; d'après lui, la pneumonie est « relativement rare au début de l'hiver; il y en a tout autant de cas, ajoute-t-il, au mois de mai qu'au mois de décembre ».

M. Eichhorst[4] met aussi en lumière l'influence néfaste du printemps. « La plupart des cas, dit-il, surviennent dans les mois de mars, avril et mai; la pneumonie est moins fréquente de décembre à février; en été et en automne, elle est plus rare. » M. Lombard[5] admet qu'en Allemagne le maximum de mortalité se présente en avril et le minimum en septembre. Enfin, nous citerons encore MM. G. Sée et Talamon[6] qui prennent très nettement parti dans cette question. « La pneumonie est donc, concluent-ils, une maladie de printemps et non une maladie d'hiver. Elle règne sporadiquement toute l'année, mais elle subit chaque année une véritable recrudescence épidémique et cette recrudescence se fait aux premiers jours du printemps. »

De toutes ces citations il résulte que les mois de mars, avril et mai sont regardés comme les plus riches en pneumonie ; quant aux mois d'hiver avec leur froide température, certains de ces auteurs en mentionnent nettement l'influence sur la recrudescence

1. Grisolle, *Traité de pathologie interne*, t. I, p. 410. 9e édition, 4e tirage. 1879.
2. Jaccoud, *Traité de pathologie interne*, t. II, p. 469. 1883.
3. Colin, *Traité des maladies épidémiques*, p. 441. 1879.
4. Eichhorst, *Traité de pathologie interne*, II, p. 413. 1889.
5. Lombard, *Traité de climatologie médicale*, t. II. 1877.
6. G. Sée, *Des Maladies spécifiques du poumon*, p. 124. 1885.

des pneumonies, les autres la passent sous silence, les autres enfin la nient.

Jusqu'à présent il s'est agi de la répartition mensuelle des cas de pneumonie sans qu'on ait fait intervenir l'âge des sujets; cette donnée cependant doit nous intéresser, et d'une façon toute spéciale, en ce qui concerne l'âge avancé. Aussi me vois-je encore obligé, pour ne pas être trop incomplet, de vous rapporter quelques opinions relatives à ce point particulier.

Cruveilhier[1] a vu chez le vieillard, pendant cinq hivers consécutifs à la Salpêtrière, la pneumonie sévir et disparaître avec le froid. M. Durand-Fardel[2] la regarde, surtout à un âge avancé, comme une maladie de l'hiver et aussi du printemps. « On peut dire, écrit-il, que pendant les mois de décembre, janvier et février, le nombre et la gravité des pneumonies suivent souvent avec une exactitude singulière les variations du thermomètre. »

Après avoir donné une statistique de 271 cas personnels ou empruntés à MM. Hourmann, Dechambre et Moutard-Martin, il fait remarquer que les résultats obtenus ne sont pas bien différents de ceux que fournit la pneumonie des adultes, avec cette réserve, cependant, que la prédominance du mois d'avril lui paraît plus prononcée chez ces derniers.

Est-il utile de vous faire remarquer quelle contradiction existe entre ces idées et l'opinion de MM. G. Séc et Talamon que vous connaissez déjà ?

D'après M. Chanseaux[3], la pneumonie « sévit à Paris chez les vieillards et chez les enfants à peu près pendant les mois qui sont les plus pernicieux pour les adultes », et quelques pages plus loin l'auteur ajoute qu'à « tous les âges de la vie la pneumonie a son maximum de fréquence à la fin de l'hiver et pendant le printemps ».

Ainsi que vous le voyez, Cruveilhier et Durand-Fardel, lorsqu'il s'agit du vieillard, donnent aux températures froides un rôle prépondérant dans la production de la pneumonie, rôle que M. Chanseaux ne semble pas leur accorder.

Maintenant que j'ai mis à dessein sous vos yeux bon nombre de pièces du procès empruntées à des époques où régnaient des

---

1. Cruveilhier, *Anatomie pathologique du corps humain*, 29ᵉ livraison.

2. Durand-Fardel, *Traité pratique des maladies des vieillards*, p. 478 et suiv. 2ᵉ édition. 1873.

3. Chanseaux, *Recherches statistiques sur la mortalité de la pneumonie à Paris suivant les saisons*, p. 7 et 33. Th. de Paris, 1877.

doctrines médicales différentes, maintenant que vous connaissez les similitudes et les divergences d'opinions, je suis en droit, pour votre édification et la mienne, de faire une enquête personnelle et de me demander :

1° Quelle est, dans les climats tempérés, chez le vieillard la fréquence de la pneumonie suivant les différents mois de l'année et quel rapport existe entre ces données statistiques et les variations mensuelles de la température atmosphérique ;

2° Si ces résultats sont analogues à ceux que nous fournit l'adulte ou l'enfant ;

3° Quel rôle il faut attribuer aux températures froides dans la production de la pneumonie du vieillard.

Avant de chercher la solution de ces trois questions, je veux préalablement répondre devant vous à des objections qui pourraient m'être faites. Pour apprécier l'influence de la température atmosphérique sur la fréquence d'une maladie, la pneumonie entre autres, les conditions requises sont assez embarrassantes à remplir : si les éléments d'une courbe thermique se recueillent facilement, il n'en est plus de même en ce qui concerne la maladie. Comment en effet s'arrêter à une statistique de morbidité à l'abri de toute critique? Pouvons-nous actuellement avoir recours à une statistique municipale étendue qui enregistre sans exception tous les cas de pneumonie, par exemple, dans toutes les classes de la société et pour tous les âges ? Il n'en existe pas de semblable et peut-être n'en existera-t-il jamais.

Restent à notre disposition les statistiques hospitalières, qui forcément se trouvent entachées d'erreur : un hôpital n'ouvre ses portes qu'à la classe la moins favorisée de la fortune, et encore dans ce groupe restreint tous les âges, toutes les professions ne sont pas également représentés. Si nous nous adressons aux statistiques des hôpitaux militaires, nous nous éloignons encore davantage de l'exacte appréciation des faits : à côté de l'âge spécial des malades, les excès de fatigue communs à tous à un même moment sont capables de préparer le terrain au développement d'une maladie telle que la pneumonie et de modifier accidentellement les résultats statistiques.

Ne possédant pas cette statistique idéale de morbidité dont je viens de vous parler, je me suis adressé, faute de mieux, à une statistique de mortalité ; le chiffre des décès devient ainsi une sorte de moyenne du chiffre des cas de pneumonie.

La pneumonie, je le sais, est plus meurtrière certaines années que d'autres, mais dans une même année le chiffre des décès pour chaque saison est sensiblement en rapport avec celui des malades. Aussi, sans établir de relation entre les totaux annuels des décès de deux années successives, par exemple, réunirai-je les résultats fournis par les mêmes mois ou les mêmes saisons de plusieurs années et comparerai-je entre elles ces données mensuelles ou saisonnières ; c'est la seule façon d'éviter l'écueil que je vous signalais.

Si une statistique de mortalité a ses causes d'erreur, elle offre en compensation de grands avantages : elle comprend tous ceux qui succombent à une même maladie, quels que soient leur âge, leur sexe, leur profession ; elle est donc générale, elle est étendue, pour peu qu'elle porte sur plusieurs années, et enfin elle offre, au point de vue du diagnostic, toutes les garanties qu'on est en droit d'espérer.

J'aime à croire que les développements un peu longs peut-être dans lesquels je viens d'entrer motiveront à vos yeux la détermination de mon choix et la légitimité de mes conclusions.

Il me reste maintenant à vous dire avec quels matériaux j'ai construit mes courbes de mortalité pour la vieillesse, l'âge moyen et l'enfance et déterminé la courbe thermique correspondante.

L'Annuaire statistique et démographique de la ville de Nancy, publié par M. Sognies, directeur du bureau d'hygiène, indique pour chaque mois de l'année, par âge et par sexe, le chiffre des décès par pneumonie ; en réunissant ces éléments par mois homologues pour une période décennale, de 1878 à 1887, j'ai obtenu 3 courbes de mortalité (voir planche, tracés I, II et III).

La mortalité est souvent exprimée par des chiffres qui indiquent le nombre des décès pour 100, 1,000, 10,000 habitants ; je n'ai vu aucun intérêt dans l'espèce à établir cette proportion et je me suis contenté de mentionner le nombre absolu des cas de mort par pneumonie.

Le chiffre des décès, indiqué par chacune des courbes séparément, est sensiblement en rapport avec celui des cas de pneumonie observés pendant la vieillesse (de 60 ans et au-dessus), l'âge moyen (de 15 à 40), l'enfance de (0 à 5 ans). Cette division, en tenant compte de ce que l'organisme réagit suivant les âges d'une manière différente sous l'action de la température atmosphérique, mieux qu'une statistique d'ensemble est capable de faire entrevoir le rôle de la température dans la production de la pneumonie.

Les éléments de ma courbe thermique ont été puisés dans les observations météorologiques faites à la Faculté des sciences de Nancy.

J'ai relevé la température moyenne de chacun des mois homologues de 1878 à 1887, et j'ai établi avec ces chiffres la température moyenne décennale de chaque mois.

Pour rendre plus évidents aux yeux les rapports qui existent entre la courbe de la température et celle de la léthalité, j'ai dû, contrairement à l'usage, placer la température la plus froide à la partie la plus élevée de la courbe et la température la plus chaude au point le plus bas. J'insiste d'une façon toute spéciale sur cette disposition qui pourrait induire en erreur un œil non prévenu.

Ma manière de procéder vous étant connue, je puis dès maintenant étudier la courbe I (voir Planche) fournie par les décès d'individus des deux sexes âgés de 60 ans et plus, et chercher la réponse aux trois questions que je me suis posées tout à l'heure.

La courbe de léthalité (I) a son fastigium en décembre, elle reste à un taux élevé en janvier et février, descend en mars d'une manière accentuée, se relève brusquement en avril (poussée vernale) pour retomber en mai au point qu'elle occupait en mars, mais cette fois la descente est définitive et se continue en juin, juillet, août pour atteindre en septembre son minimum de hauteur ; elle remonte rapidement en octobre et novembre et gagne, ainsi que je vous le disais, son fastigium en décembre.

Maximum des décès en décembre, décès nombreux en janvier et février, recrudescence en avril (poussée vernale) inférieure à celle de décembre, minimum en septembre, tels sont, en résumé, les caractères fournis par la courbe de mortalité des vieillards.

Après l'avoir étudiée en elle-même, je vais maintenant comparer cette courbe à celle des températures atmosphériques.

La courbe thermique construite comme je vous l'ai indiqué, et sous le bénéfice des observations que je vous ai présentées à ce sujet, est dans son ensemble parallèle à celle de la léthalité, sauf au commencement du printemps, en avril, où il se produit un temps d'arrêt dans la descente de la courbe des décès. C'est là un détail de la plus haute importance dont je chercherai plus loin l'explication.

La courbe de la température impose à celle de la mortalité sa direction générale et montre graphiquement l'influence de la température sur la fréquence de la pneumonie, réserve faite toujours pour le mois d'avril.

Dans la comparaison de ces deux courbes construites avec des moyennes, ce serait faire dire à de semblables tracés plus qu'ils ne peuvent dire, en cherchant à établir pour chaque point de ces courbes une proportion mathématique entre le chiffre des températures et celui des décès.

En résumé, chez les vieillards la fréquence de la pneumonie atteint son maximum pendant la saison froide, diminue à mesure que la température devient plus chaude (exception retenue pour le mois d'avril) et augmente aussitôt que les premiers froids apparaissent de nouveau.

Si nous voulons maintenant faire la répartition des décès par trimestre ou par saison, nous obtenons le tableau suivant :

	1er trimestre. Hiver.	2e trimestre. Printemps.	3e trimestre. Été.	4e trimestre. Automne.	1878-1887. Total.
Décès par pneumonie d'individus âgés de 60 ans et plus. . . .	157	136	48	134	475

J'ai conservé ici la division ordinaire que vous connaissez en saisons astronomiques ; l'hiver commence, il est vrai, du 21 au 22 décembre et je le fais partir du 1er janvier. Cette manière de faire est d'autant plus légitime dans l'espèce que les décès enregistrés dans les premiers jours de janvier correspondent aux cas de pneumonie développés au début de l'hiver, c'est-à-dire à la fin de décembre.

Cette division a encore l'avantage de commencer avec l'année, contrairement à ce qui arrive lorsqu'on adopte les époques fixées par les météorologistes qui font commencer l'hiver le 1er décembre, le printemps le 1er mars, etc.

Un simple coup d'œil sur ce tableau nous permettra de tirer la conclusion suivante : chez le vieillard la pneumonie a son maximum de fréquence en hiver et son minimum en été.

D'après tout ce que je viens de vous exposer, la température froide a un rôle important dans l'éclosion de la pneumonie chez le vieillard, mais elle n'est pas seule en cause, puisqu'on trouve des cas de pneumonies dans tous les mois de l'année et qu'en avril ils sont plus nombreux qu'en janvier ; une température

Décès par pneumonie à Nancy, période décennale 1878-1887.

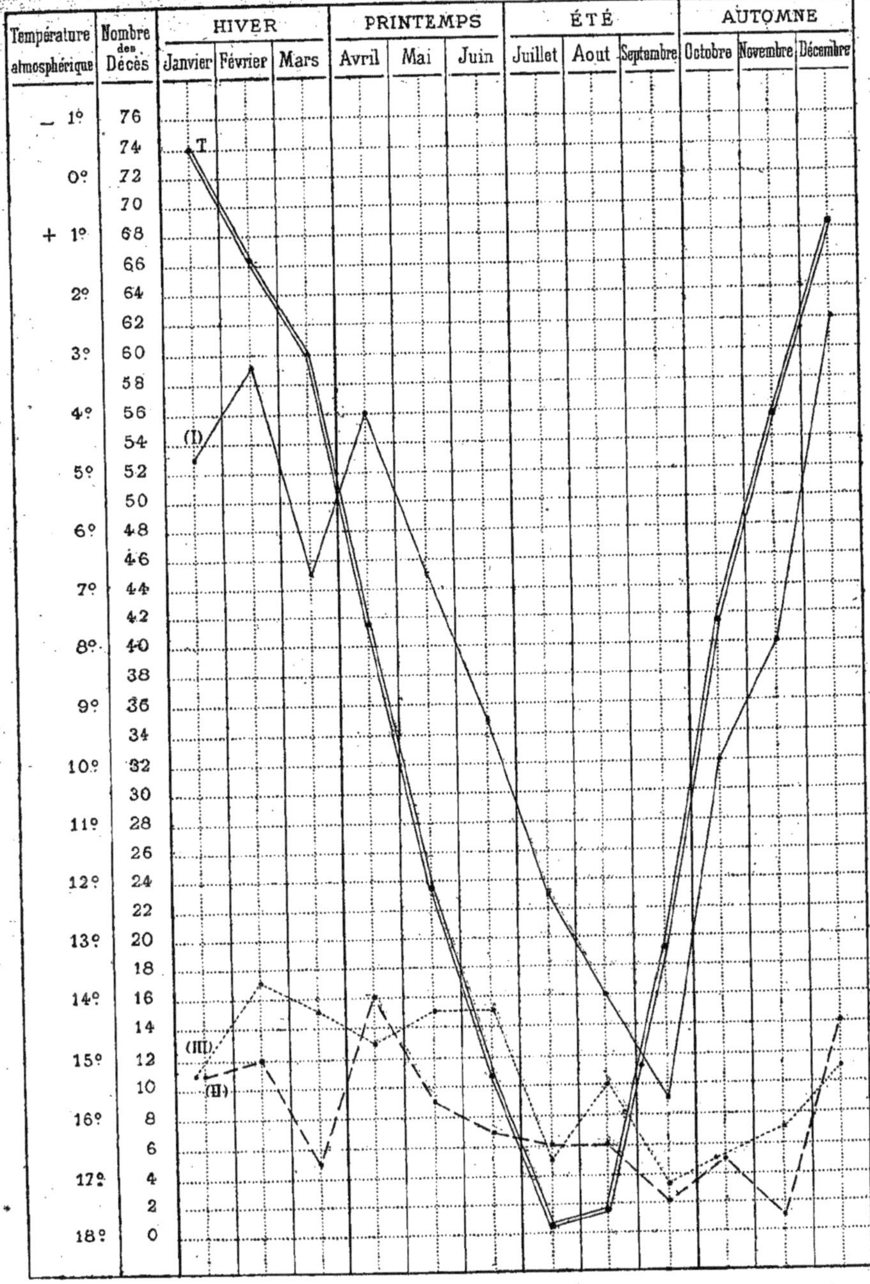

T ════ Température atmosphérique.

(I) ───── Décès de 60 ans et au-dessus.

(II) ─ ─ ─ Décès de 15 à 40 ans.

(III) ------- Décès de 0 à 5 ans.

atmosphérique froide n'est donc pas la cause immédiate et nécessaire de la pneumonie du vieillard, mais elle semble une des
causes prédisposantes de la plus grande valeur.

Pour éclairer cette question étiologique, voyons rapidement
comment se comportent, vis-à-vis de la température, des orga-
nismes physiologiquement différents, tels que ceux de l'adulte et
de l'enfant.

J'ai, ainsi que je vous le disais, en procédant comme pour le
vieillard, établi deux courbes de léthalité par pneumonie (voir Pl.
II et III); l'une concerne des individus âgés de 15 à 40 ans, et
l'autre des enfants de 0 à 5 ans. J'ai laissé intentionnellement
dans l'ombre les périodes de transition, les âges intercalaires, pour
que les différences présentées aux diverses époques de la vie
soient plus nettes et mieux caractérisées.

Un simple coup d'œil sur la courbe de léthalité de l'adulte donne
les indications suivantes :

Chez l'adulte la courbe, haute en décembre, baisse sensiblement en janvier et février, très notablement en mars, s'élève en
avril, est à cette époque à son fastigium, et descend rapidement
en mai, juin, juillet, août, septembre, octobre, novembre, où elle
atteint son minimum pour s'élever brusquement en décembre.

Ainsi donc, tandis que chez le vieillard, à partir d'octobre les
cas de pneumonie deviennent plus nombreux, chez l'adulte c'est à
partir de décembre seulement; en janvier et février, les pneumonies restent à un taux très élevé chez le premier; il n'en est pas
de même chez le second; enfin, le maximum des cas se trouve
être pour le vieillard en décembre et pour l'adulte en avril.

L'action d'une température froide est chez l'adulte moins manifeste, moins persistante que chez le vieillard, l'influence du mois
d'avril y est plus accentuée; cette dernière donnée est conforme
à l'opinion de M. Durand-Fardel.

Chez l'enfant la pneumonie a son minimum de fréquence en
septembre comme chez le vieillard; toutefois, les cas deviennent
nombreux à la fin de l'automne, en hiver, pendant tout le printemps, même en juin et, en été, après une accalmie en juillet, il
se produit une recrudescence en août. A n'envisager que les faits
dans leur brutalité, on serait conduit à dire que les températures froides et chaudes peuvent également produire la pneumonie chez l'enfant.

Cette étude comparative, qui vient de mettre en relief les similitudes et les dissemblances observées à des époques distinctes de la vie, nous permet de tirer quelques conclusions générales.

1. La cause *immédiate* de la pneumonie ne peut pas être recherchée dans l'action de la température atmosphérique.

2. La température atmosphérique a une influence *médiate* qu'elle exerce soit par le froid, tout spécialement chez le vieillard (décembre, janvier, février), soit aussi par le chaud chez l'enfant (juin et août).

Permettez-moi de développer brièvement ces propositions en m'éclairant des connaissances que nous fournissent la bactériologie et la physiologie de l'organisme humain aux différents âges de la vie, peut-être alors pourrons-nous entrevoir la réponse à faire à la troisième question que je me suis posée : le rôle des températures froides dans la production de la pneumonie.

La cause immédiate de la pneumonie c'est le pneumocoque, ainsi que nous l'a révélé la science moderne, il se rencontre indifféremment à toute époque de l'année dans notre salive, prêt à envahir nos tissus, sans cesse en imminence d'infection. Pour peu qu'une cause débilitante quelconque vienne à troubler la nutrition de nos cellules, à ne plus permettre aux cellules endothéliales du poumon leur rôle de phagocytes, indiqué par M. Gamaléia[1], le pneumocoque triomphe dans sa lutte incessante et s'installe en maître dans le poumon pour y produire la pneumonie. « Tant que la santé a été parfaite, a dit M. Jaccoud[2] à propos de deux cas de pneumonie consécutive à un refroidissement prolongé, ils (les pneumocoques) sont restés innocents, la perturbation résultant du refroidissement en a permis la diffusion et la prolifération. »

Or, durant toute l'année nous sommes soumis à ces causes perturbatrices, débilitantes (excès de fatigues, de plaisirs, chagrins violents, etc.) qui mettent nos cellules en subvitalité, rien d'étonnant alors à enregistrer des cas de pneumonie pendant toutes les saisons. Mais indépendamment de ces causes accidentelles notre organisme ne peut échapper aux influences générales, telles que celles que lui inpriment les variations mensuelles de la température atmosphérique.

Sa susceptibilité vis-à-vis de cet agent physique varie avec l'âge :

1. Gamaléia, *Sur l'Étiologie de la pneumonie fibrineuse chez l'homme*, in *Annales de l'Institut Pasteur*, 25 août 1888, p. 458.

2. Jaccoud, *Académie des sciences*, 25 avril 1887.

le vieillard, chez lequel les combustions organiques sont ralenties, la vitalité nerveuse moins intense, est obligé de faire un effort plus grand que l'adulte pour maintenir au degré normal sa température propre lorsqu'il est plongé dans une atmosphère froide. La régulation de la production de calorique, faite par un système nerveux mal irrigué, mal nourri, représente pour le vieillard un travail considérable, incessant et devient du surmenage lorsque cette suractivité fonctionnelle est brusquement mise en jeu par le passage de l'été à l'automne ou journellement réclamée par les appels réitérés des froides températures de l'hiver.

Chez l'adulte, où les conditions de nutrition sont meilleures, l'accommodation du système nerveux au surcroît de travail qui lui est imposé se produit plus facilement, d'où surmenage moins rapide et moins durable, témoin la pneumonie qui devient fréquente seulement à la fin de l'automne et ne persiste pas au même taux pendant l'hiver.

Quant à l'enfant, de tout temps il a été reconnu que le froid et la chaleur avaient sur la vitalité de son organisme une influence également débilitante, rien d'étonnant dès lors à voir chez lui sévir la pneumonie avec une certaine intensité pendant les chaleurs de juin et d'août comme pendant la saison froide.

C'est donc à toutes les époques de la vie par surmenage, par débilitation de notre organisme qu'agissent les variations de la température atmosphérique.

La température froide tombe ainsi de la place privilégiée que lui ont fait occuper certains auteurs dans l'étiologie de la pneumonie, au rang des causes déprimantes du système nerveux à côté des passions tristes et des excès de fatigue.

Mais en avril, me direz-vous, ce n'est ni l'extrême froid ni l'extrême chaud qui peut être mis en cause ; sont-ce les changements brusques de température, je ne le crois pas, car d'après mes recherches, la différence entre la moyenne des maxima et celle des minima est surtout accentuée (13°) en mai, juin et juillet. Est-ce alors une modification spéciale de notre organisme qui se produirait au printemps ? Ou bien cette recrudescence des pneumonies en avril ne tiendrait-elle plus cette fois à la diminution de vitalité et de fonctionnement de nos propres cellules, mais, comme le voudrait M. Rapin [1], à une sorte de réveil des microbes avec les

1. Rapin, *Société vaudoise de médecine,* 1er novembre 1884, in *Rev. méd. de la Suisse romande,* 1885.

premières chaleurs ; « rien ne s'oppose à admettre, dirai-je avec M. Netter[1], que les diverses influences météorologiques se fassent sentir sur l'activité des microbes dans la bouche aussi bien que dans les tubes à culture ».

Je constate le fait et je laisse à vos méditations cette double hypothèse.

Voici notre enquête étiologique terminée et je crois, en jetant un coup d'œil en arrière, avoir répondu par une interprétation rigoureuse de ma statistique aux questions dont nous cherchions ensemble la solution.

Arrivés à la fin de cette leçon, vous vous expliquez facilement les contradictions que j'ai relevées au début dans quelques citations empruntées aux auteurs classiques : suivant que dans une statistique générale, par le fait quelquefois du terrrain où se trouva placé l'observateur, un âge a été plus spécialement représenté qu'un autre, les résultats obtenus ont été fatalement dissemblables.

Aussi à mes yeux une statistique composée d'une série de relevés comparatifs, afférents aux divers âges de la vie, me paraît-elle la plus capable de montrer et d'interpréter les rapports qui existent entre les variations mensuelles de la température atmosphérique et le développement de la pneumonie.

---

1. Netter, *Microbes pathogènes contenus dans la bouche des sujets sains ; maladies qu'ils provoquent ; indications pour l'hygiéniste et le médecin ; in Rev. d'hygiène*, juin 1887, p. 515.

9 782014 049350